MÉMOIRE

SUR UN

VIN COMPOSÉ,

DESTINÉ A REMPLACER

TOUTES LES PRÉPARATIONS DU QUINQUINA DANS LA THÉRAPEUTIQUE

ET LE CAFÉ DANS L'HYGIÈNE,

Sans présenter aucun des inconvénients inséparables
de l'emploi de l'une et de l'autre de ces substances,

ET POUR LEQUEL IL A ÉTÉ OBTENU UN BREVET D'INVENTION;

Par M. Maugenest,

PHARMACIEN A PARIS.

PARIS.

—

1836

MÉMOIRE

SUR UN

VIN COMPOSÉ

DESTINÉ A REMPLACER

TOUTES LES PRÉPARATIONS DU QUINQUINA DANS LA THÉRAPEUTIQUE

ET LE CAFÉ DANS L'HYGIÈNE,

SANS PRÉSENTER AUCUN DES INCONVÉNIENTS INSÉPARABLES
DE L'EMPLOI DE L'UNE ET DE L'AUTRE DE CES SUBSTANCES ;

Et pour lequel il a été obtenu un Brevet d'Invention ;

Par M. *Maugenest,*

PHARMACIEN DE PARIS.

Paris.

1836.

PARIS, IMPRIMERIE DE DECOURCHANT,
Rue d'Erfurth, n° 1, près de l'Abbaye.

MÉMOIRE

SUR

UN VIN COMPOSÉ

DESTINÉ

A REMPLACER TOUTES LES PRÉPARATIONS DU QUINQUINA
DANS LA THÉRAPEUTIQUE ET LE CAFÉ DANS L'HYGIÈNE,
SANS PRÉSENTER AUCUN DES INCONVÉNIENTS INSÉPARABLES
DE L'EMPLOI DE L'UNE ET DE L'AUTRE DE CES SUBSTANCES;
ET POUR LEQUEL IL A ÉTÉ OBTENU UN BREVET D'INVENTION.

Depuis longtemps l'attention des médecins était détournée de l'ancienne thérapeutique : on pensait généralement que la guérison de toutes les maladies devait être une conséquence naturelle et facile à trouver, de la connaissance des fonctions organiques et du trouble existant dans l'exercice de ces fonctions. De là l'ardeur apportée dans l'étude de la physiologie, de la pathologie et de l'anatomie pathologique ; de là l'oubli presque absolu des recherches thérapeutiques directes, l'oubli même des résultats obtenus de l'emploi des médicaments les plus précieux.

Le système dit physiologique fit taire l'expérience, et ne souffrit plus d'autres remèdes que ceux qu'il prétendait expliquer; les autres systèmes furent plus ou moins exclusifs, tous firent avancer la théorie de la science; tous apportèrent aussi leurs progrès à la pratique; mais arrivés à ce point le plus important de la médecine, tous ces systèmes vinrent montrer leur insuffisance, et prouver à l'observation désintéressée, que les raisonnements les plus séduisants pouvaient conduire aux plus funestes erreurs.

Aujourd'hui les médecins, convaincus, pour la plupart, que les sciences physiologiques ne sont point encore assez avancées pour expliquer la cause première et le mécanisme de toutes les maladies, frappés de la vanité des systèmes les mieux fondés en apparence, et surtout détrompés sur leur puissance thérapeutique, reviennent à l'expérience et s'occupent avant tout des moyens de guérison.

Il serait aussi logique d'ailleurs de grouper les maladies autour des médications qui les guérissent, que de grouper les maladies *à priori*, pour en déduire la médication qui doit les guérir. Ainsi, lorsqu'un seul et même médicament guérira plusieurs affections différentes en apparence, on pourra plutôt affirmer qu'elles reconnaissent un même principe, qu'on ne pourrait avancer qu'un même remède convient à plusieurs maladies, parce qu'elles ont quelques points de ressemblance. De même qu'un réactif chimique révélera plutôt par des actions identiques, sur plusieurs corps différents, la présence d'un même principe, que la ressemblance de ces corps par la structure, la couleur, la cristallisation, etc., n'indiquera leur identité.

Quoi qu'il en soit, il est une foule de dispositions pathologiques qui, quoique très-différentes en apparence, se lient toutes néanmoins par un fait qui leur est commun, celui d'être guéries ou avantageusement modifiées par une même médication et par un même médicament.

Je prendrai pour exemple les affections traitées par le quinquina, et par ses préparations. Les succès prodigieux obtenus dans les maladies les plus diverses et les plus opposées par l'emploi de ces préparations, prouvent, mieux que tous les raisonnements, que les symptômes les plus différents peuvent procéder d'une même cause; cependant, soit que les diverses maladies dans lesquelles le

quinquina est avantageusement employé, reconnaissent pour principe la diminution de
l'activité nerveuse, soit qu'elles tirent leur
origine des troubles de la circulation, soit
qu'elles résultent de l'affaiblissement ou de
la perversion des facultés digestives, on y re-
marque presque toujours, toujours même,
une liaison intime et simultanée dans les
altérations de ces trois grands éléments de
la vie.

La gravité de ce défaut d'équilibre ou d'activité dans l'innervation, la circulation, la
digestion, varie depuis les simples indisposi-
tions constituées par un sentiment de faiblesse,
par la facilité et l'abondance des sueurs, par
l'inappétence et la gêne d'estomac pendant
les digestions, par l'impatience qui précède les
repas, la pesanteur ou la somnolence qui les
suit, par des oppressions épigastriques, par des
maux de tête, par la paresse de l'esprit, la tristesse, l'ennui même, jusqu'aux états les plus
graves des fièvres intermittentes de tous les
types, des fièvres de consomption, des asthé-
nies de toute espèce.

Les vins, les sels et toutes les préparations
de quinquina, réussissaient merveilleusement
dans tous ces cas, mais elles présentaient des

inconvénients graves qui ont dû en réduire bientôt l'emploi aux cas d'absolue nécessité.

Ces inconvénients, reconnus par tous les praticiens et vivement sentis par ceux qui en ont fait usage, sont : d'user promptement les forces qu'elles avaient d'abord rétablies; d'irriter fortement le canal alimentaire, jusqu'à produire la gastrite et la gastro-entérite; de déterminer le long de la moelle épinière et dans l'intérieur de l'abdomen une ardeur insupportable à la longue; d'exciter d'une manière fâcheuse le système nerveux; de rendre impatients et moroses ceux qui en prolongent l'usage; d'inspirer un dégoût fondé sur l'appréhension du malaise que le remède va produire quand on l'a plusieurs fois employé; enfin de présenter une saveur qui rend son emploi difficile pour les enfants et pénible pour les adultes.

Toutes ces propriétés véritablement malfaisantes du quinquina, mises en regard des immenses services que ses vertus toniques et fébrifuges rendent à la thérapeutique, m'ont déterminé à chercher les moyens de le remplacer par une substance ou par une combinaison de substances qui réunissent toutes les qualités qu'on lui attribue, sans posséder aucune action délétère, nuisible ou seulement désagréable.

J'ai fait, dans ce but, bien des recherches, bien des travaux et bien des essais infructueux; mais je n'en poursuivis pas moins mon idée, et après deux années d'expériences, suivies par un médecin éclairé et consciencieux, j'ai la certitude d'avoir obtenu cet important résultat; j'ai la certitude d'avoir fait plus encore : outre les avantages immenses que ma composition assure à la thérapeutique, dans les fièvres et autres affections intermittentes, et dans toutes les maladies où les toniques sont indispensables, elle fournit encore à l'hygiène une puissante ressource, en permettant d'emporter avec soi, de prendre en tout temps et en tout lieu le précieux tonique, l'excitant nerveux par excellence, le café.

Le café le plus fin est, en effet, la base principale de mon vin composé : j'ai pu en retenir toutes les propriétés bienfaisantes, et faire disparaître tous les inconvénients qu'il présente lorsqu'il est pris à la manière accoutumée. Le thé m'a également fourni des éléments précieux; enfin, les stimulants alimentaires les plus recherchés par les hommes et les peuples éclairés ont été mis à contribution, soit pour leurs qualités, soit pour leur arome, soit pour leur saveur.

Obligé par ma profession d'étudier les propriétés des divers éléments de la matière médicale et de leurs combinaisons multipliées ; obligé de connaître leurs différents modes d'action sur l'économie animale, autant qu'il est possible d'arriver à cette connaissance, j'ai vu dans certaines substances, et particulièrement dans le café, des vertus médicales du premier ordre, constatées par expériences de médecins habiles, et prouvées par les avantages qu'on en retire dans l'emploi journalier, comme aliment de luxe; plus toniques et plus antiscorbutiques qu'aucune des substances vulgairement signalées comme telles, plus sûrement fébrifuges que le quinquina, ses préparations et ses succédanés; j'ai vu néanmoins ces vertus condamnées à un oubli incompréhensible, et les végétaux qui les possèdent rayés pour ainsi dire de nos catalogues officinaux.

Profitant d'expériences sérieuses et authentiques faites depuis longtemps par les méde-

cins (1), j'ai médité ces propriétés, et me ren‑
fermant exclusivement dans l'art pharmaceu‑
tique, je me suis efforcé de les réunir dans un
vin composé. Je n'ai rien épargné pour le
rendre parfait, persuadé que les hommes
de l'art et que la société tout entière me sau‑
raient gré de mes efforts; car, si l'art du phar‑
macien peut servir en quelque chose aux
progrès de la thérapeutique, c'est aussi bien
par une synthèse qui facilite l'emploi d'un
médicament, ou crée une propriété nouvelle
par la combinaison de plusieurs substances,
que par l'analyse, qui s'efforce d'isoler une
propriété, au risque de la rendre délétère.

Puisque les vertus des éléments de mon vin

-----

(1) Le docteur Grindel a donné le café non torréfié,
réduit en poudre, ou en décoction, dans 80 cas de fièvres
intermittentes, et il affirme qu'on peut le substituer avec
avantage au quinquina dans le traitement de ces maladies,
même les plus rebelles : l'infusion de café torréfié a
réussi nombre de fois contre les mêmes affections, alors
même qu'elles avaient résisté au sulfate de quinine : le
docteur Jules Guyot, placé dans un foyer de fièvres in‑
termittentes, n'a trouvé d'autres ressources contre elles
que l'emploi de cette infusion; les récidives et les déla‑
brements d'estomac qui suivaient l'emploi du sulfate de
quinine, l'ayant obligé de renoncer à ce médicament;

composé étaient constatées depuis longtemps
par des faits positifs, malheureusement tombés en oubli, il me restait à reconnaître par
expérience si le vin généreux qui leur sert
de véhicule les avait réellement retenues. Il
fut essayé dans plusieurs cas de fièvres intermittentes avec un succès complet; il réussit
de même dans plusieurs cas de diathèse scrofuleuse; dans deux cas de dysménorrhées
avec palpitations, pâles couleurs, digestions
difficiles et prostration; dans un cas d'hypocondrie accompagnée du marasme le plus extrême et impossibilité de digérer; enfin, il ne
manque jamais de faire disparaître les digestions pénibles, accompagnées d'oppressions,
de pesanteur, de somnolence, d'abattement
général, etc. Ces expériences, faites par un
homme de l'art et pour nous éclairer en particulier sur l'efficacité de mon vin, m'autorisaient à en appeler à une plus vaste observa-

---

ses expériences à cet égard lui firent soutenir dans sa
Thèse inaugurale la proposition suivante : « Pour guérir
» une fièvre intermittente, le café réussit beaucoup mieux
» que le sulfate de quinine : la guérison qu'il procure
» est plus stable, et son emploi peut être prolongé sans

tion. Je dus en envoyer aux médecins les plus distingués, et déjà plusieurs ont pu constater ses vertus dans leur pratique particulière et dans les hôpitaux (1).

Ce vin doit être employé de deux manières différentes, suivant qu'il s'agit de couper les accès d'une fièvre intermittente, ou bien de fortifier l'estomac ou l'organisme tout entier.

Dans le premier cas, il importe de le donner à la dose de douze à vingt cuillerées à bouche, à prendre d'heure en heure par une ou deux cuillerées, dans l'intervalle des accès, en réservant la plus forte dose, six cuillerées à peu près, pour la prendre une heure avant l'accès. Cette dose est pour un adulte; elle doit être moindre pour les enfants, bien qu'elle n'offre d'autre danger que celui d'enivrer; il sera nécessaire de la renouveler jusqu'à ce que les accès aient disparu, et de prolonger l'usage du vin longtemps après la guérison, comme

---

(1) Dans leur pratique particulière, MM. Guersent, Hervez de Chégoin, Jules Guyot; dans les hôpitaux, MM. Pariset, et Pinel à la Salpêtrière; MM. Fouquier et Campaignac, à l'hôpital de la Charité, clinique de l'Ecole de Médecine.

il va être indiqué pour le second mode d'administration.

Comme tonique, pour fortifier l'estomac et tous les organes en même temps, pour exciter le système nerveux, activer la circulation, augmenter l'énergie musculaire, etc., il suffit d'en prendre, après les repas, un petit verre à vin de Bordeaux. On peut en diminuer ou en élever la dose à volonté, sans autres précautions à prendre que celles que réclame l'usage du bon vin : encore est-il infiniment moins redoutable que ce dernier. L'expérience a prouvé que le café tempérait, détruisait même l'effet du vin, et réciproquement le vin enlève au café tous ses inconvénients, qui consistent dans une excitation trop vive du système nerveux, laquelle entraîne un léger tremblement et souvent l'insomnie, lorsqu'il est pris seul et en grande quantité.

En résumé, cette liqueur, dans la composition de laquelle il n'entre aucun médicament proprement dit, et qui, je le répète, réunit, par un vin généreux, les principes les plus parfaits du café, du thé et des stimulants alimentaires les plus recherchés, exerce sur l'organisation une influence tellement salutaire, qu'il est peu de tempéraments et peu de santés, surtout parmi les plus débiles et les plus délabrées, qui ne retirent pas immédiatement de son usage les plus heureux effets. La faculté qu'il possède au plus haut degré de couper les fièvres intermittentes et de réussir d'une manière plus sûre, plus durable dans tous les cas où le quinquina, les toniques et les antiscorbutiques sont employés, sans entraîner aucun des inconvénients et des dégoûts qu'ils provoquent, peut le faire considérer comme remède, et comme remède précieux; mais sa composition et l'usage illimité, pour le temps et la quantité, que ses qualités douces et bienfaisantes permettent d'en faire, le retiennent nécessairement dans la classe des aliments, et c'est comme liqueur hygiénique que j'entends présenter mon invention, laissant aux médecins le soin qui leur appartient, de l'apprécier et de l'appliquer à la guérison des maladies.

Il est, surtout dans les grandes villes, et dans les saisons froides et humides, une foule de personnes chez lesquelles les digestions pénibles et interminables déterminent un état d'abattement, de somnolence et de torpeur; un besoin impérieux de repos; une

lenteur accablante dans les idées, une impuis-
sance complète de corps et d'esprit; il en est
d'autres qui sont dans un état habituel d'ennui, de tristesse, et parfois de désespoir; d'autres encore dont le caractère est devenu som-
bre, morose, irritable au dernier degré; il en
est enfin qui ne peuvent marcher sans être
promptement fatiguées, épuisées, sans que la
sueur coule abondamment, sans qu'elles se
sentent près de défaillir : toutes ces mauvaises
dispositions disparaissent en quelques jours, et
sont bientôt remplacées par la force, l'activité,
la gaieté, la vivacité des idées, par l'usage de
mon vin. Il suffit, pour opérer ce changement,
de s'astreindre, comme je l'ai dit, à en prendre deux à quatre cuillerées à bouche, immédiatement après le repas, et de continuer
ainsi son emploi aussi longtemps qu'on désire
profiter de ses avantages.

On peut encore le prendre au moment où
l'on veut réparer une fatigue actuelle, soit du
corps, soit de l'esprit, ou se préparer à en
supporter une nouvelle; l'effet désiré est pro-
duit en peu d'instants.

La saveur de mon vin est loin d'être désagréable, surtout après quelques jours d'usage;
soit alors par reconnaissance pour les services

qu'on en a retirés, soit parce qu'il est plus finement goûté, cette saveur devient excellente; son usage s'allie parfaitement bien à une nourriture solide, dont les viandes rôties et faites forment la base, et sous ce rapport il doit entrer essentiellement dans le régime des enfants d'une constitution faible et d'un tempérament lymphatique.

Paris, ce 5 janvier 1836.

MAUGENEST, PHARMACIEN,

Le vin MAUGENEST se vend à la Pharmacie, rue du Four-Saint-Germain, n° 37, en demi-bouteille de 5 fr. et en bouteille de 9 fr.

9 782019 2945